# YOGA SUR CHAISE POUR LES SENIORS

ÉTIREMENTS POUR LE SOULAGEMENT DE LA DOULEUR ET LA SANTÉ DES ARTICULATIONS QUI AMÉLIORENT LA SOUPLESSE DES PERSONNES ÂGÉES AFIN DE PRÉVENIR LES CHUTES ET D'AMÉLIORER LA QUALITÉ DE VIE

EN FORME POUR TOUJOURS

**Copyright 2023 - Tous droits réservés.**

Le contenu de ce livre ne peut être reproduit, dupliqué ou transmis sans l'autorisation écrite de l'auteur ou de l'éditeur.

En aucun cas, l'éditeur ou l'auteur ne pourra être tenu responsable de tout dommage, réparation ou perte monétaire résultant directement ou indirectement des informations contenues dans ce livre.

**Avis juridique :**

Ce livre est protégé par le droit d'auteur. Il est réservé à un usage personnel. Vous ne pouvez pas modifier, distribuer, vendre, utiliser, citer ou paraphraser une partie ou le contenu de ce livre sans l'accord de l'auteur ou de l'éditeur.

**Avis de non-responsabilité :**

Veuillez noter que les informations contenues dans ce document sont uniquement destinées à des fins éducatives et de divertissement. Tous les efforts ont été déployés pour présenter des informations exactes, à jour, fiables et complètes. Aucune garantie de quelque nature que ce soit n'est déclarée ou implicite. Les lecteurs reconnaissent que l'auteur n'est pas engagé dans la fourniture de conseils juridiques, financiers, médicaux ou professionnels. Le contenu de ce livre provient de diverses sources. Veuillez consulter un professionnel agréé avant d'essayer les techniques décrites dans ce livre.

En lisant ce document, le lecteur accepte qu'en aucun cas l'auteur ne soit responsable des pertes, directes ou indirectes, résultant de l'utilisation des informations contenues dans ce document, y compris, mais sans s'y limiter, les erreurs, les omissions ou les inexactitudes.

# TABLE DES MATIÈRES

*Introduction*   5

1. DÉBUTER AVEC LE YOGA SUR CHAISE   7
   Avantages psychologiques   7
   Avantages physiques   8
   Ce dont vous avez besoin   10

2. LA RESPIRATION DANS LE YOGA   13
   La respiration et ses bienfaits   14
   Techniques de respiration   16

3. LA MÉDITATION   19
   Importance et bénéfices de la méditation   20
   Pratiquer la méditation sur chaise   21

4. POSES POUR DÉBUTANTS   23
   Pose de la montagne   24
   Étirements latéraux de la nuque   25
   Roulements d'épaules   27
   Armes volcaniques   28
   Montagne unijambiste assise   30
   Balancement des genoux   31
   Levée de jambe avec Point et Flex   33
   Étirement du corps entier   34

5. POSES INTERMÉDIAIRES   37
   Roulade des épaules avec les mains   38
   Warrior II Les bras et les poings   39
   Torsion latérale en position assise   41
   Siège rabattable vers l'avant   42
   Backbend   44
   De la position assise à la position de la chaise   45
   Bras d'aigle   46
   Étirement du corps entier avec des poids   47

| | |
|---|---|
| 6. POSES AVANCÉES | 49 |
| Chat-vache assis | 50 |
| Maintien du bras inversé | 51 |
| Fente basse assise | 52 |
| Guerrier assis I | 54 |
| Angle latéral assis | 55 |
| Pose du pigeon assis | 56 |
| Étoile à cinq branches | 58 |
| Pose du cadavre de la chaise | 59 |
| | |
| *Conclusion* | 61 |
| *Références* | 63 |

# INTRODUCTION

Le yoga est une pratique ancienne qui trouve ses racines dans la tradition de l'Asie de l'Est. Il associe la respiration, le mouvement et la méditation pour favoriser le bien-être émotionnel, mental et physique. Au cours des dernières décennies, le yoga est devenu une forme d'exercice de plus en plus populaire, en particulier en Occident. Il existe en effet de nombreux types et formes de yoga, mais ils sont tous conçus pour favoriser la santé et le bien-être en général.

Pour beaucoup, le yoga traditionnel peut sembler un peu écrasant, surtout pour ceux d'entre nous qui ne sont plus aussi stables sur leurs pieds que par le passé ou même pour ceux qui se sentent mieux assis. C'est là que le yoga sur chaise entre en jeu !

Le yoga sur chaise offre tous les avantages du yoga traditionnel, mais avec la sécurité d'une chaise qui vous maintient fermement en place. Comme le yoga traditionnel, le yoga sur chaise peut aider à soulager la douleur et le stress, ainsi qu'à améliorer la lubrification des articulations, l'équilibre et les effets de l'arthrite.

Ce livre a été spécialement conçu pour les personnes âgées qui souhaitent commencer ou poursuivre une pratique de yoga. Il comprend des guides étape par étape pour les différentes poses ainsi que des variations en fonction de votre niveau de confort. Il y a des poses de chaise pour débutants, intermédiaires et avancés qui peuvent être pratiquées comme des séquences individuelles ou qui peuvent être combinées pour créer une séquence unique qui vous convient.

Maintenant que vous avez pris la décision d'ajouter plus de mouvement à votre routine quotidienne, il est important que vous consultiez votre médecin avant de commencer. Prenez le temps de discuter de vos besoins spécifiques et de la meilleure façon de commencer votre pratique du yoga. Tout le monde ne commencera pas au même niveau et ne progressera pas de la même manière. Une fois que vous avez reçu le feu vert, n'oubliez pas d'y aller doucement et de faire ce qui vous convient. Et surtout, amusez-vous.

# 1

## DÉBUTER AVEC LE YOGA SUR CHAISE

Avec l'âge, la force musculaire diminue, ce qui affecte les jambes, les hanches et le tronc. Le yoga sur chaise peut nous aider à restaurer et à maintenir la santé de notre colonne vertébrale. Une mauvaise posture et une faiblesse des muscles de la colonne vertébrale peuvent affecter toutes les parties de notre corps. Une pratique régulière du yoga sur chaise peut donc aider à inverser ou à ralentir certains des effets du vieillissement sur notre corps.

## AVANTAGES PSYCHOLOGIQUES

Le yoga relie le corps à l'esprit et l'esprit à l'âme par le biais de la respiration et nous aide à être pleinement présents dans l'instant et à être conscients. Il peut avoir un effet positif sur notre humeur ainsi que sur nos fonctions cognitives et nous procurer un sentiment de bien-être et de satisfaction.

De nombreuses personnes âgées souffrent d'anxiété et d'inquiétude, notamment en ce qui concerne la perte de leur indépendance ou de leur autonomie. L'accent mis sur la respiration et le souffle dans le yoga peut contribuer à apaiser l'esprit et le corps et à réduire la réaction du corps au stress. Pratiqué régulièrement, dans un environnement calme, le yoga peut atténuer le stress et contribuer à apporter la paix et le calme. Nous explorerons les bienfaits de la respiration dans un prochain chapitre afin de mieux comprendre l'impact de la respiration sur le corps et l'humeur.

À l'instar de notre corps physique, la structure et le fonctionnement de notre cerveau changent et déclinent avec l'âge. Cela peut entraîner des troubles de la mémoire ou une diminution de l'attention. Le yoga peut aider à stopper le déclin des fonctions cérébrales. Dans le yoga, le cerveau doit se concentrer sur l'exécution des postures de yoga ou sur la méditation. Cet entraînement du cerveau à la concentration augmente ou améliore l'attention, la conscience et la mémoire (Hastings, 2017).

## AVANTAGES PHYSIQUES

Nous avons déjà établi que l'activité physique, en particulier pour les personnes âgées, contribue à la mobilité et à la force, ainsi qu'à la gestion du poids et à la santé cardiaque. Le yoga peut améliorer l'équilibre, la force et la stabilité et peut même ralentir ou inverser la perte de tous ces éléments. Vingt minutes par jour suffisent pour améliorer votre santé et votre force.

Selon les Centers for Disease Control, les chutes sont l'une des principales causes de blessures et de décès chez les personnes âgées de plus de 65 ans (Lehmkuhl, 2020). L'activité physique et le renforcement des muscles des jambes, des hanches et du tronc peuvent grandement contribuer à la prévention des chutes et à l'amélioration de la mobilité. Plus vous intégrerez de mouvements dans votre routine quotidienne, meilleur sera votre équilibre. Cela signifie que vous serez mieux à même d'accomplir vos tâches quotidiennes. En restant physiquement actif à mesure que vous vieillissez, vous pouvez conserver votre indépendance.

Avec l'âge, les os deviennent également fragiles, ce qui signifie qu'il est plus facile de se casser un os en cas de chute. La pratique du yoga peut contribuer à renforcer les os et à retarder ou prévenir l'apparition de l'ostéoporose. Le yoga peut, en fait, augmenter la densité osseuse même en vieillissant.

Le yoga peut également augmenter votre endurance et contrôler l'inflammation des articulations et les douleurs associées à de nombreuses maladies chroniques. Cela signifie que vous pouvez avoir la confiance nécessaire pour vivre et vous déplacer de manière indépendante.

La pratique régulière du yoga réduit les risques de maladies cardiaques et de diabète de type 2. Elle diminue également la tension artérielle et peut soulager les douleurs associées au vieillissement. Plus important encore, le yoga vous aide à mieux respirer. De nombreuses personnes ont des difficultés à respirer en vieillissant et un manque d'oxygène dans les cellules peut avoir des effets néfastes sur votre corps. Le yoga vous apprend à vous concentrer sur votre respiration afin de maximiser le flux d'oxygène.

Le yoga, ou le yoga sur chaise dans notre cas, peut avoir un impact positif sur notre santé globale - psychologique, émotionnelle et physique. Vous pouvez pratiquer le yoga sur chaise n'importe où, n'importe quand, en petits groupes ou seul. Vous n'avez pas besoin de grand-chose pour le pratiquer et les résultats que vous obtiendrez en ne faisant que 20 minutes par jour sont énormes.

## CE DONT VOUS AVEZ BESOIN

Comme pour toute activité physique, il est toujours important de consulter son médecin ou un professionnel de la santé avant de commencer. Le yoga sur chaise est une forme d'exercice douce qui n'a pas beaucoup d'impact sur les articulations ou les muscles, mais il est tout de même conseillé d'obtenir l'accord de votre conseiller médical.

Pour le yoga sur chaise, tout ce dont vous avez besoin est une chaise non rembourrée avec un dossier droit et sans bras et, si possible, un ensemble de poids à main de deux livres et un bloc de yoga. Vous devez porter des vêtements amples et confortables, dans lesquels il est facile de se mouvoir et qui ne sont pas contraignants. Il est préférable de pratiquer le yoga pieds nus. Si vous pratiquez sur du carrelage ou du parquet, évitez les chaussettes car elles peuvent être glissantes.

Trouvez un espace qui vous convienne et dans lequel vous aurez plaisir à revenir tous les jours. Veillez à ce que l'espace que vous choisissez soit suffisamment grand pour que vous puissiez étendre complètement vos bras et vos jambes. Lorsque vous choisissez ou créez votre espace, laissez-le refléter votre personnalité ou ce que vous voulez ressentir dans cet espace, mais ne le laissez pas encombré. Le désordre vous distraira de votre pratique. Rappelez-vous que l'objectif de votre espace doit être de vous garder calme, concentré et en paix.

Une fois que vous avez trouvé votre espace, l'étape suivante consiste à choisir le moment de la journée qui vous convient le mieux. Au début, vous pouvez essayer de faire votre pratique à des heures différentes et remarquer comment vous vous sentez ou s'il y a des distractions. Quel que soit le moment choisi, essayez d'être cohérent. Cela vous aidera à créer une routine pour votre corps et votre esprit.

Si vous n'avez jamais essayé le yoga, il est probablement préférable de commencer par les poses pour débutants et de progresser au fur et à mesure que vous devenez plus fort et plus confiant. Si vous avez eu une activité physique, vous pouvez opter pour les poses intermédiaires, mais consultez d'abord votre médecin. Veillez également à vous hydrater avant et après votre entraînement. Et surtout, détendez-vous et amusez-vous.

2

---

## LA RESPIRATION DANS LE YOGA

Toute pratique de yoga commence et se termine par la respiration. La respiration ou *pranayama*, comme on l'appelle en yoga, est la quintessence du yoga. Elle est considérée comme l'*énergie vitale*. Prendre conscience de sa respiration et l'adapter à ses mouvements, c'est ce qui définit le yoga et en fait une expérience pour tout le corps, et non un simple exercice.

Lorsque nous prenons conscience de notre souffle et de notre respiration, notre esprit devient plus calme, plus tranquille. Par conséquent, nous devenons plus calmes et moins agités. Notre respiration envoie des signaux à notre cerveau qui, à leur tour, amènent notre corps à réagir d'une certaine manière. En respirant profondément et lentement, nous indiquons à notre cerveau que tout va bien et qu'il est possible de se détendre et d'être en paix.

Lorsque nous respirons profondément, l'*énergie vitale* commence à traverser nos blocages et nos stress émotionnels et physiques. Ce mouvement de l'*énergie vitale* dans tout le corps est à l'origine de la sensation de bien-être que nous ressentons à la fin de notre pratique. En général, notre cœur bat plus lentement lorsque nous expirons. Le yoga utilise des techniques de respiration pour travailler avec les réponses naturelles de notre corps afin de créer cet effet calmant.

Il est important de noter que le *pranayama* n'est pas un contrôle rigoureux de la respiration qui entraîne une gêne ou un préjudice. Il ne s'agit pas non plus d'un exercice, mais d'une prise de conscience qui peut aider à équilibrer les corps physique, mental et subtil.

## LA RESPIRATION ET SES BIENFAITS

Nous avons respiré toute notre vie, nous n'avons donc pas besoin d'apprendre à respirer, n'est-ce pas ? C'est en grande partie vrai. Le yoga ne consiste pas à vous apprendre à respirer correctement, mais à vous aider à prendre conscience de votre respiration et de la façon dont elle change en fonction de ce que vous faites ou de ce que vous ressentez. La notion de *pranayama consiste à* marier la respiration à vos activités, que ce soit pendant votre pratique ou dans votre vie quotidienne. Il s'agit de prêter attention et de se concentrer sur soi-même - émotionnellement, mentalement et physiquement.

Il est préférable d'inspirer et d'expirer par le nez. Le nez est le filtre à air naturel du corps et peut réchauffer ou refroidir l'air selon les besoins. Le nez vous protège contre les millions de particules étrangères qui circulent dans l'air. En outre, la respiration par le nez peut réduire le taux d'effort pendant l'exercice ou les activités quotidiennes, ce qui signifie que vous vous sentirez moins fatigué pendant et après l'activité si vous respirez par le nez. En outre, comme la façon dont nous respirons envoie des signaux à notre cerveau, le fait de respirer par le nez réduit la réaction de "lutte ou de fuite" du système nerveux face à certaines situations.

La respiration profonde et la prise de conscience de son souffle peuvent faire baisser le taux de cortisol, l'hormone responsable du stress. Plus important encore, elles peuvent contribuer à réduire les sentiments d'anxiété et de dépression. Se concentrer sur sa respiration peut stabiliser et même abaisser la tension artérielle, tout en renforçant le tronc. Elle peut également lutter contre l'insomnie et le manque de sommeil. Dans l'ensemble, le *pranayama* a un impact positif sur votre bien-être physique, émotionnel et mental.

## TECHNIQUES DE RESPIRATION

### *Un souffle simple*

Cette technique est particulièrement bénéfique pour l'ancrage et le confort et est à la base de nombreuses autres techniques de respiration.

1. Inspirez et expirez par le nez.
2. Commencez à remarquer votre respiration sans la modifier.
3. Une fois que vous êtes à l'aise, commencez à faire attention au rythme de votre inspiration et de votre expiration.
4. Au fil du temps, vous commencerez à remarquer l'espace entre votre inspiration et votre expiration, ainsi que la pause entre les deux.
5. Poursuivre si nécessaire.

### *Le souffle yogique*

Cette technique permet de gérer et d'atténuer l'anxiété et procure une sensation de bien-être.

1. Commencez par une simple technique de respiration.
2. Lorsque vous êtes à l'aise, commencez à prêter attention au flux d'air dans le nombril vers l'os

pubien lorsque vous inspirez et expirez et lorsque le ventre se dégonfle lorsque vous expirez.
3. Ensuite, faites attention à la façon dont votre cage thoracique se dilate et votre nombril se soulève lors de l'inspiration et à la façon dont votre cage thoracique se contracte et votre ventre se dégonfle lors de l'expiration.
4. Permettez-vous de vous détendre tandis que votre corps embrasse votre respiration.
5. Continuez ainsi jusqu'à ce que vous soyez prêt à terminer votre pratique respiratoire.

*Le souffle du fil d'or*

Si vous souffrez d'insomnie ou de douleurs quelconques, cette technique vous apportera le confort et le soulagement dont vous avez besoin.

1. Commencez par établir votre respiration yogique.
2. Une fois que vous êtes à l'aise, commencez à détendre les muscles de votre mâchoire et de votre gorge, et desserrez vos dents. Créez un petit espace entre vos dents et vos lèvres.
3. En gardant une respiration douce et régulière, inspirez par le nez et expirez par le petit espace entre les lèvres.
4. Commencez à vous concentrer sur votre expiration et, si possible, essayez de l'allonger légèrement.

5. Poursuivez cette technique autant de fois que vous le souhaitez, jusqu'à ce que vous soyez prêt à terminer votre pratique.

*Le pranayama* peut profiter à tout le monde et peut être pratiqué n'importe où. Il n'y a pas d'équipement spécial ni de délai à respecter. Vous prenez simplement quelques instants pour prendre conscience de votre respiration dans le cadre de vos activités quotidiennes, quelles qu'elles soient. Cependant, dans le yoga, le *pranayama fait* souvent partie d'une pratique de méditation plus large. Nous explorerons brièvement la méditation dans le chapitre suivant avant de passer aux postures de yoga sur chaise.

# 3

## LA MÉDITATION

La méditation est pratiquée depuis des siècles par de nombreuses cultures différentes dans le monde entier. Au sens propre, la méditation signifie réfléchir ou contempler. Dans le yoga, la méditation est liée à la prise de conscience de l'interconnexion de tous les êtres vivants. Plus qu'une simple concentration, il s'agit d'un élargissement de l'état de conscience. La première étape de la méditation consiste à calmer l'esprit. Cela détend votre système nerveux et vous permet de vous concentrer et de prendre conscience des choses qui vous entourent.

Le yoga sur chaise est excellent car les postures de cette forme de yoga peuvent être méditatives en elles-mêmes. Le *pranayama* et les postures de yoga combinées aident à préparer le corps à la méditation en nous encourageant à nous concentrer sur notre posture et notre respiration. De plus, comme le yoga sur chaise, la méditation peut être pratiquée n'importe où et à n'importe quel moment.

## IMPORTANCE ET BÉNÉFICES DE LA MÉDITATION

Nous nous précipitons souvent dans nos journées et nos routines, sans prêter attention aux étapes et aux détails qui nous ont conduits à ces moments. Nous avons tendance à être déconnectés de notre présent, souvent parce que nous sommes concentrés sur ce qui est censé se produire ensuite ou parce que nous nous inquiétons de ce qui s'est passé auparavant.

La méditation nous aide à nous centrer et à nous ancrer, et nous rend plus attentifs, non seulement à notre environnement, mais aussi à nos actions et à nos pensées. Elle peut créer des sentiments de paix et d'aisance et aider à libérer le corps des tensions indésirables. Grâce à la méditation et à l'élargissement de votre conscience, vous donnez à votre esprit actif une chance de se reposer et de se libérer des pensées constantes et des facteurs de stress.

En effet, une pratique régulière de la méditation peut agir comme une forme de gestion du stress et contribuer à accroître votre bien-être émotionnel. Elle peut également aider à gérer les symptômes de l'anxiété, de la dépression, de l'insomnie et de la douleur. La méditation améliore également votre mémoire et peut renforcer votre immunité.

Combiner le *pranayama* à votre pratique de la méditation est bénéfique pour votre santé et votre bien-être en général. Vous vous sentirez plus alerte et plus frais. La méditation est un excellent moyen de commencer ou de terminer votre journée ou de vous aider à faire face aux difficultés qui peuvent survenir au cours de la journée.

## PRATIQUER LA MÉDITATION SUR CHAISE

Avant de vous lancer dans la pratique de la méditation, il est important que vous vous rappeliez d'être patient et bienveillant envers vous-même. La méditation prend du temps. Commencez donc lentement, par de courtes périodes. Ne vous attendez pas à pouvoir méditer pendant 30 minutes dès votre premier essai. Il s'agit d'une pratique, car vous devez entraîner votre esprit et votre corps à se détendre et à être réceptif.

Tout comme votre pratique du yoga, vous devez également fixer un horaire pour votre pratique de la méditation. Là encore, trouvez le moment de la journée qui vous convient le mieux et qui présente le moins de perturbations ou d'interruptions. Il peut être plus facile de pratiquer la méditation à la fin de votre séance de yoga sur chaise. Créez un espace confortable, accueillant et non encombré.

Le plus important est d'être à l'aise. Si vous vous agitez ou si vous vous sentez mal, vous ne profiterez pas des bienfaits de votre pratique. Il n'existe pas de posture unique pour la méditation. Choisissez la position que vous pouvez maintenir pendant toute la durée de votre pratique et, une fois encore, choisissez des vêtements amples et faciles à porter.

*Méditation sur chaise*

1. Asseyez-vous bien droit sur votre chaise et posez vos pieds à plat sur le sol, à distance des hanches. Le fait de s'avachir restreint la respiration.
2. Appuyez sur les os de l'abdomen (partie inférieure du bassin) et détendez vos épaules vers l'arrière et vers le bas, loin de vos oreilles.
3. Si vous vous sentez à l'aise, fermez les yeux ou baissez et adoucissez doucement votre regard. Posez vos mains sur vos cuisses, les paumes tournées vers le haut. Ce geste favorise l'ouverture et la réceptivité.
4. Commencez à remarquer votre respiration et pratiquez éventuellement l'une des techniques de respiration.
5. Pour sortir de votre méditation, commencez à reprendre votre respiration normale, puis ouvrez doucement les yeux. Accordez-vous un moment pour assimiler les sensations.

# 4

## POSES POUR DÉBUTANTS

Si vous commencez tout juste à vous entraîner ou si vous êtes novice en matière de yoga, cette section est un excellent point de départ. Les postures de yoga de cette section sont destinées à vous fournir une base solide. Ce sont les poses que vous pouvez utiliser pour construire votre pratique et vous pourrez en ajouter d'autres au fur et à mesure que vous progresserez.

Les postures présentées ici peuvent être effectuées dans l'ordre pour une pratique de 20 minutes. Si vous incluez le *pranayama* et la méditation à la fin de la séquence, vous obtiendrez une pratique d'environ 30 minutes. Le plus important est de prendre son temps et d'apprécier chaque instant de votre pratique.

## POSE DE LA MONTAGNE

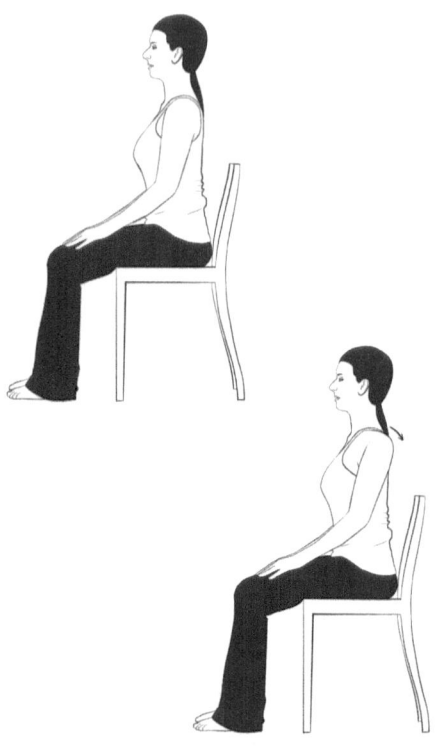

Il s'agit d'une pose idéale pour débuter votre pratique. Elle sollicite les muscles du tronc en s'asseyant bien droit et vous aide à vous concentrer sur votre respiration et à vérifier votre posture. Vous pouvez revenir à cette pose après chaque pose de la séquence. Pour commencer :

1. Inspirez profondément et asseyez-vous bien droit sur votre chaise, en étirant votre colonne vertébrale.
2. Gardez les pieds à plat sur le sol, les genoux écartés de la largeur des hanches et les orteils dirigés vers l'avant. Posez vos mains, paumes vers le haut, sur vos cuisses.
3. Inspirez à nouveau profondément et, en expirant, roulez doucement vos épaules vers l'arrière et éloignez-les de vos oreilles.
4. Engagez votre tronc en vous appuyant sur les os de votre siège et en allongeant votre colonne vertébrale. Gardez les pieds fermement ancrés dans le sol.

## ÉTIREMENTS LATÉRAUX DE LA NUQUE

Ces étirements sont un excellent moyen de réduire les tensions dans le cou et les épaules et de détendre les muscles de la mâchoire et du visage.

1. Commencez par la posture de la montagne.
2. Asseyez-vous bien droit en inspirant.
3. En expirant, descendez lentement votre oreille droite vers votre épaule droite. Remarquez si vos épaules sont tendues et si elles se rapprochent de votre oreille. Essayez de détendre vos épaules et de les faire rouler vers l'arrière et vers le bas.
4. Inspirez et relevez la tête jusqu'à ce qu'elle soit en position neutre.

5. Maintenant, expirez à nouveau et laissez tomber votre oreille gauche sur votre épaule gauche. Observez à nouveau vos épaules et essayez de les garder détendues et abaissées, loin des oreilles.
6. Inspirez et ramenez votre tête en position neutre.
7. Essayez de faire cette pose au moins 3 fois de chaque côté. Vous pouvez en faire plus si vous vous sentez bien et si vous sentez que votre corps en a besoin.

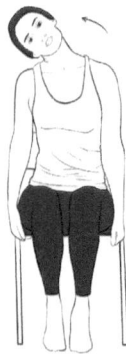

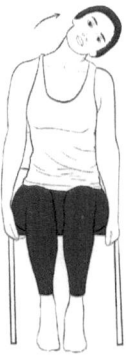

## ROULEMENTS D'ÉPAULES

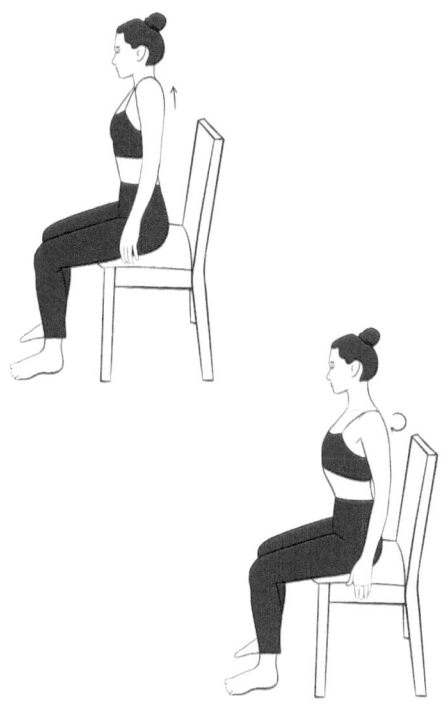

Les rouleaux d'épaules permettent d'ouvrir les épaules et d'améliorer la mobilité des articulations de l'épaule. Vous pouvez ainsi accomplir vos tâches quotidiennes facilement et en toute confiance.

1. Commencez par vous asseoir en position de montagne.
2. Inspirez et levez les épaules vers le haut, puis vers l'arrière. En expirant, redescendez les épaules et revenez à la position de départ. Vous devez faire un cercle complet avec vos épaules à chaque cycle de respiration.
3. Essayez de garder le mouvement de vos épaules fluide et continu.
4. Après cinq cercles de ce type, inversez le mouvement en amenant vos épaules vers le haut et l'avant lorsque vous inspirez, puis vers le bas et autour lorsque vous revenez au point de départ. Cette direction peut sembler un peu étrange, mais c'est ainsi qu'il faut procéder. Effectuez cinq cercles dans cette direction.

## ARMES VOLCANIQUES

Cette posture étire en douceur les épaules, les bras et la poitrine et peut contribuer à améliorer la mobilité des articulations de l'épaule.

1. Commencez par la posture de la montagne.
2. En inspirant, commencez lentement à lever les deux bras au-dessus de votre tête en forme de V. Remarquez si vos épaules se soulèvent vers vos oreilles et essayez de les détendre.

3. En expirant, abaissez les bras jusqu'à la position de départ.
4. Répétez cette pose au moins trois fois et essayez de faire correspondre votre respiration à vos mouvements. Si vous ne vous sentez pas à l'aise pour lever les bras jusqu'en haut, allez jusqu'à ce que vous vous sentiez bien et que vous ne ressentiez pas d'inconfort.

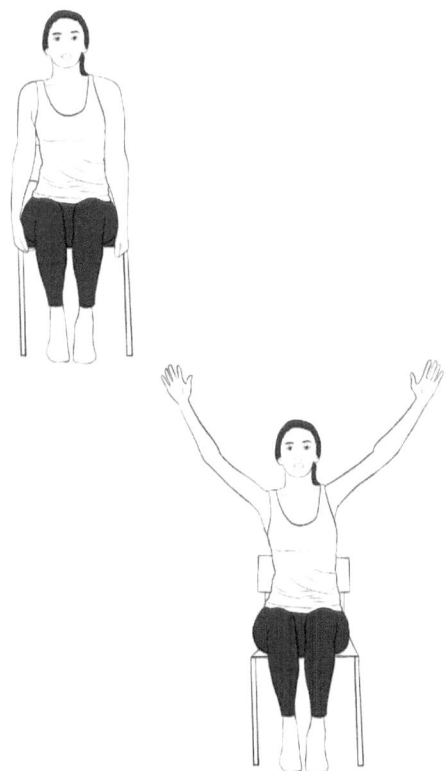

## MONTAGNE UNIJAMBISTE ASSISE

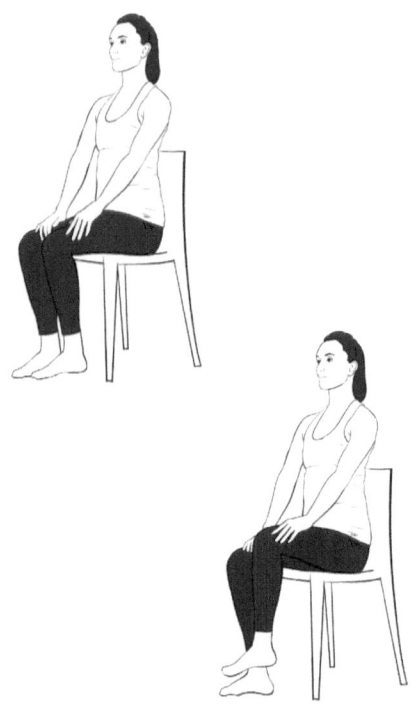

Cette posture sollicite les muscles du tronc, qui sont essentiels pour s'asseoir, se tenir debout, marcher et se déplacer en général. Elle permet également de tonifier et de renforcer les quadriceps.

1. Commencez par la posture de la montagne, en vous asseyant bien droit, les épaules détendues loin des

oreilles et les pieds fermement posés sur le sol, les jambes formant un angle droit.
2. Inspirez et levez lentement le genou droit, puis abaissez-le. Ne levez votre genou que jusqu'à la hauteur qui vous convient. Vous ne devez ressentir aucune douleur ou gêne. Abaissez votre pied en expirant.
3. Répétez cette opération dix fois avec chaque jambe, puis revenez à la position de la montagne et observez votre respiration.

## BALANCEMENT DES GENOUX

Les balanciers sont un bon moyen de renforcer les muscles autour des genoux. Ils permettent également d'augmenter l'amplitude des mouvements et la mobilité des genoux. Des muscles et des articulations solides au niveau des genoux peuvent vous protéger contre les blessures au genou en vieillissant.

1. Commencez par la posture de la montagne en rentrant le nombril et en détendant les épaules pour les éloigner des oreilles.
2. Si vous le pouvez, placez votre main sous votre genou droit et commencez à frapper votre jambe droite d'avant en arrière. S'il est difficile d'atteindre le genou, vous pouvez vous asseoir sur votre chaise et frapper votre jambe droite d'avant en arrière.

3. Répétez ces étapes pour votre jambe gauche. N'oubliez pas de ne lever la jambe que jusqu'à la hauteur où vous vous sentez à l'aise et d'aller à un rythme supportable pour vous. Veillez également à noter votre respiration.
4. Essayez de faire au moins 10 balancements de chaque côté.

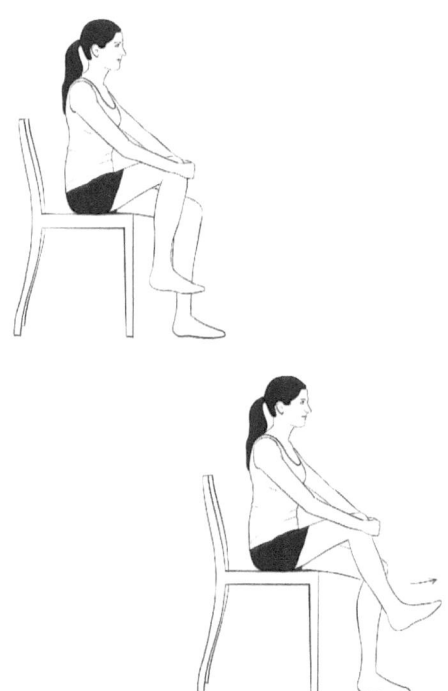

## LEVÉE DE JAMBE AVEC POINT ET FLEX

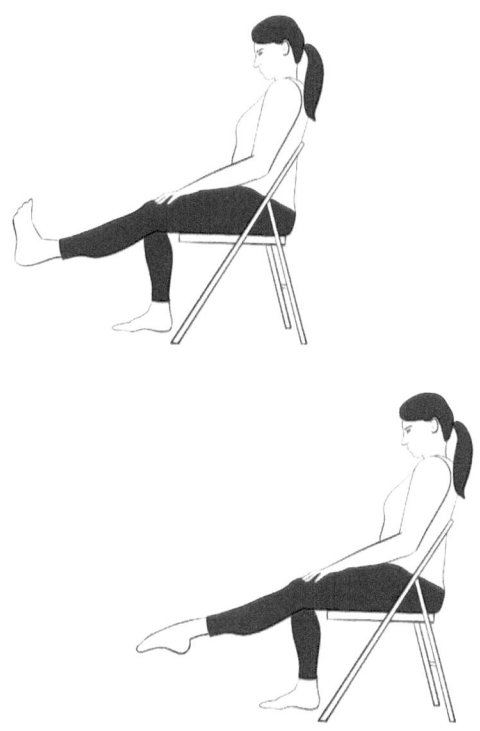

Les levées de jambes permettent de tonifier les quadriceps et de solliciter le tronc. Le fait de pointer et de fléchir les pieds permet d'étirer les muscles du tibia et du mollet et d'accroître la mobilité du pied.

1. Commencez par vous asseoir bien droit sur votre chaise, vos pieds touchant fermement le sol et vos mains reposant sur un endroit confortable.
2. En inspirant, tendez votre jambe droite devant vous. Allez aussi haut ou aussi loin que vous le souhaitez. Une fois la jambe tendue, pointez et fléchissez votre pied droit plusieurs fois. Vous pouvez le faire rapidement ou lentement, selon ce que vous ressentez.
3. Sur une expiration, abaissez lentement votre pied droit.
4. Répétez le mouvement avec la jambe et le pied gauches et essayez d'en faire au moins cinq de chaque côté. Au fur et à mesure que vous gagnez en force et en confiance, vous pouvez augmenter le nombre de levées.

## ÉTIREMENT DU CORPS ENTIER

Cette posture sollicite tous les muscles du corps et contribue à les renforcer. C'est également une excellente façon de terminer votre entraînement.

1. Commencez par la posture de la montagne, les genoux écartés de la largeur des hanches et le tronc bien tendu.
2. En inspirant, soulevez lentement et doucement vos bras et vos jambes en même temps. Essayez de ne pas

vous avachir en faisant cela. Soulevez seulement le plus loin possible.

3. Sur une expiration, revenez à la position de la montagne. Répétez ce mouvement au moins trois fois.

4. Lorsque vous revenez à la posture de la montagne après votre dernier étirement, prenez quelques minutes pour vous détendre et observer votre respiration et les sensations dans votre corps.

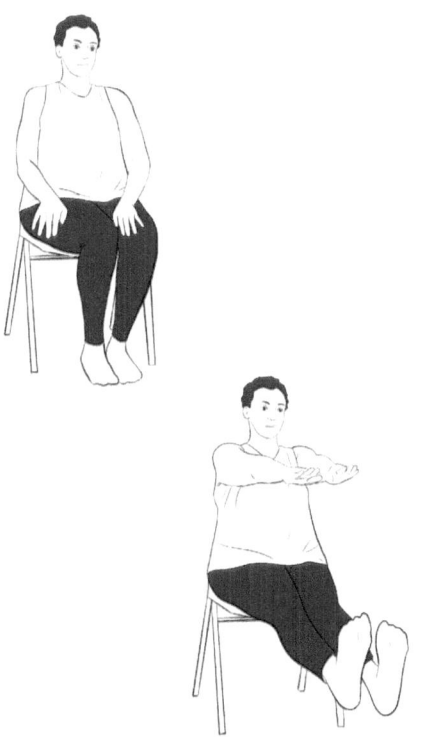

## 5

## POSES INTERMÉDIAIRES

Si vous devenez plus fort ou si vous êtes physiquement actif, vous pouvez envisager d'essayer ces poses. Vous pouvez les ajouter aux poses pour débutants pour une pratique plus longue et plus fluide ou vous pouvez les faire seules. Quelle que soit votre décision, cette pratique vous sera bénéfique. Pour ces poses, vous pouvez ajouter un jeu de poids de deux livres. Comme toujours, consultez votre médecin avant de commencer, hydratez-vous et amusez-vous.

## ROULADE DES ÉPAULES AVEC LES MAINS

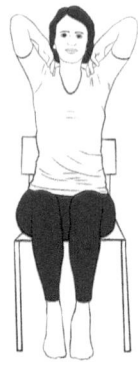

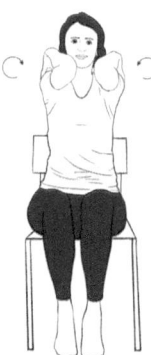

Ce mouvement est idéal pour échauffer le haut du dos et les épaules et relâcher les tensions. Il augmente également la mobilité des articulations de l'épaule.

1. Commencez par la posture de la montagne et placez le bout de vos doigts sur vos épaules.

2. Commencez à faire des cercles avec vos épaules, en vous guidant avec vos coudes. Allez aussi lentement ou aussi vite que vous vous sentez à l'aise et veillez à observer votre respiration pendant que vous faites vos cercles.
3. Après cinq cercles complets dans une direction, inversez les cercles et faites-en cinq autres.

## WARRIOR II LES BRAS ET LES POINGS

Cette posture sollicite les muscles des bras et des épaules et renforce les mains et les doigts. Elle est particulièrement bénéfique pour les personnes souffrant du syndrome du canal carpien.

1. Commencez par la posture de la montagne, en veillant à ce que vos pieds soient fermement ancrés au sol et que vous soyez assis bien droit. Rappelez-vous que le fait de s'avachir diminue votre respiration et rend la posture plus difficile.
2. Tendez lentement les deux bras vers le haut et vers les côtés jusqu'à ce qu'ils atteignent le niveau des épaules. Ne vous inquiétez pas si vous n'arrivez pas encore à atteindre cette hauteur, allez-y le plus loin possible.
3. En gardant les bras levés, inspirez et serrez les doigts en poings. En expirant, étirez les doigts aussi

largement que possible, en exagérant le mouvement. Baissez les bras.
4. Répétez ce mouvement au moins huit fois.

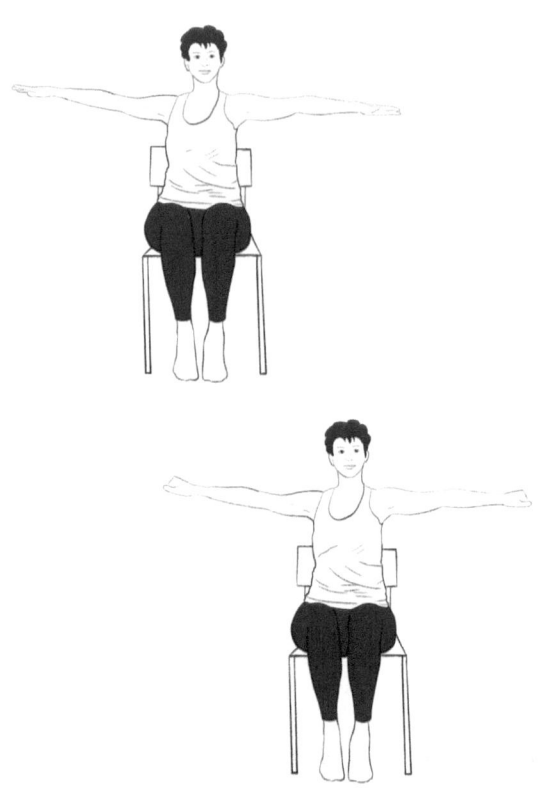

## TORSION LATÉRALE EN POSITION ASSISE

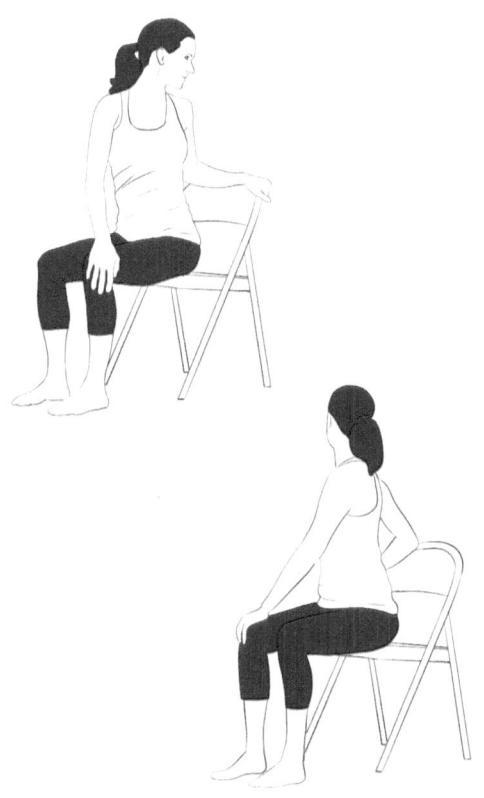

Les mouvements impliqués dans cette posture aident à tonifier votre taille tout en engageant votre cœur. Elle augmente également la flexibilité de la colonne vertébrale.

1. Encore une fois, commencez par la posture de la montagne en gardant le dos bien droit, les épaules

basses et éloignées des oreilles.

2. Inspirez et tournez doucement vers la droite, en plaçant votre main gauche sur votre genou droit. Tournez la tête vers la droite, en regardant vers ou par-dessus votre épaule droite.
3. Inspirez pendant la torsion et essayez de vous redresser. Sur l'expiration, revenez à la position de la montagne.
4. Inspirez à nouveau et tournez doucement vers la gauche, en plaçant votre main droite sur votre genou gauche. Observez votre respiration pendant que vous vous redressez. Expirez et revenez à la position de la montagne.
5. Répétez cette pose cinq fois de chaque côté.

## SIÈGE RABATTABLE VERS L'AVANT

Cette posture augmente la mobilité du dos tout en renforçant les muscles du bas du dos. Elle permet également un étirement incroyable du dos, de la nuque et des épaules.

1. Commencez par vous asseoir bien droit sur votre chaise, les pieds tournés vers l'avant et fermement posés sur le sol, les paumes reposant sur les cuisses.
2. Inspirez et, le dos bien droit, commencez à vous pencher vers l'avant à partir des hanches, comme si vous regardiez dans un étang. N'allez pas plus loin que vous ne le pouvez, tout en gardant le dos droit.

3. En expirant, engagez les muscles du tronc et, en vous aidant de vos mains, remontez en position assise.
4. Répétez ce mouvement au moins cinq fois. Vos mouvements peuvent être plus ou moins amples selon la souplesse de votre colonne vertébrale et la mobilité de vos hanches. Ne vous inquiétez pas. Au fur et à mesure que vous renforcez vos muscles, vous augmentez votre souplesse.

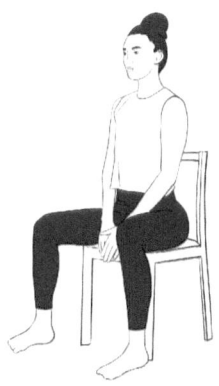

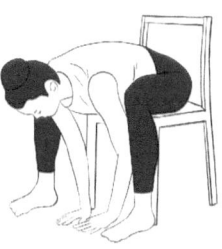

## BACKBEND

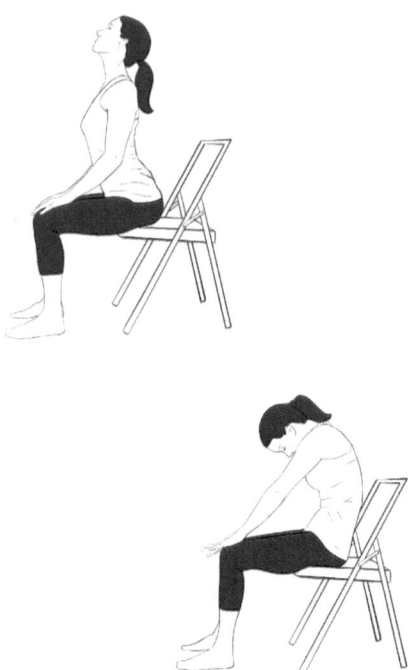

Cette posture est idéale pour échauffer le haut et le bas du dos et constitue un contrepoint au pliage avant assis. Elle permet également d'améliorer la posture.

1. Commencez par la posture de la montagne, les paumes reposant sur le haut des cuisses.

2. En inspirant, levez lentement le menton, ouvrez la poitrine et les épaules, et cambrez légèrement le dos en regardant le plafond.
3. Sur l'expiration, abaissez le menton sur la poitrine, laissez tomber la tête et arrondissez les épaules en regardant le sol.
4. Essayez de faire coïncider les mouvements avec votre respiration. Faites ce mouvement au moins cinq fois.

## DE LA POSITION ASSISE À LA POSITION DE LA CHAISE

Ce mouvement renforce les muscles qui vous soutiennent lorsque vous êtes debout ou assis. Il améliore également votre équilibre.

1. Commencez par vous asseoir sur votre chaise, les genoux écartés de la largeur des hanches et les pieds au sol, les orteils dirigés vers l'avant. Placez vos mains sur les côtés de votre chaise.
2. Penchez-vous vers l'avant comme si vous alliez faire une flexion avant en position assise, en gardant le dos et le cou droits et alignés.
3. En restant dans cette position, soulevez-vous lentement de votre chaise (d'environ six pouces), puis redescendez et revenez à la position assise.
4. Répétez cette pose huit fois.

## BRAS D'AIGLE

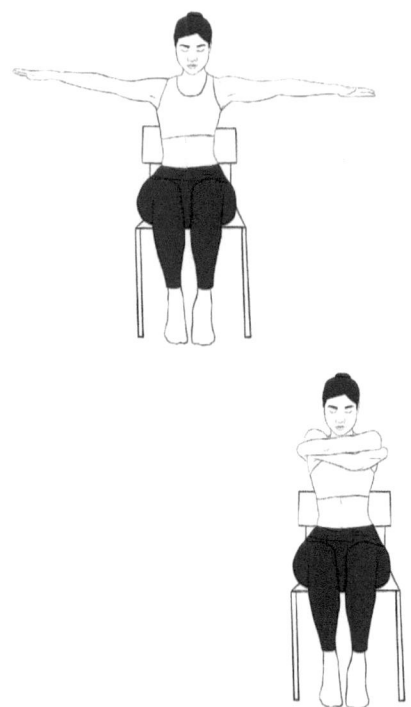

Cette posture permet de stabiliser et de fléchir les articulations des épaules tout en détendant le haut du dos et les épaules.

1. Pour commencer, prenez la posture de la montagne.
2. En inspirant, tendez les bras vers le haut et les côtés.

3. En expirant, ramenez vos bras vers l'avant en plaçant votre bras droit sous votre bras gauche et en tenant vos épaules avec vos mains opposées, comme si vous vous faisiez un câlin. Si vos épaules sont plus souples, vous pouvez continuer à enrouler vos bras jusqu'à ce que les paumes de vos mains se touchent au lieu de toucher vos épaules.
4. Inspirez et levez les bras un peu plus haut. Expirez pour relâcher les bras sur les côtés.
5. Répétez ce mouvement de l'autre côté, le bras gauche passant sous le bras droit. Faites cette pose au moins trois fois.

## ÉTIREMENT DU CORPS ENTIER AVEC DES POIDS

Cette posture renforce non seulement tous les muscles, mais l'ajout de poids permet de les tonifier.

1. Commencez par la posture de la montagne, en tenant un poids de deux livres dans chaque main, et posez vos mains sur vos cuisses.
2. En inspirant, levez les bras et les jambes en même temps. Essayez de garder le dos droit. Si vous avez l'impression de vous avachir, baissez un peu les bras et les jambes jusqu'à ce que vous sentiez que vous pouvez rester droit.
3. En expirant, redescendez lentement les bras et les jambes jusqu'à la position de départ.

4. Répétez ce mouvement huit fois. Une fois que vous avez terminé, revenez à la position de la montagne et observez votre respiration. Observez les sensations de votre corps.

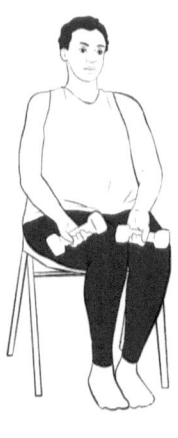

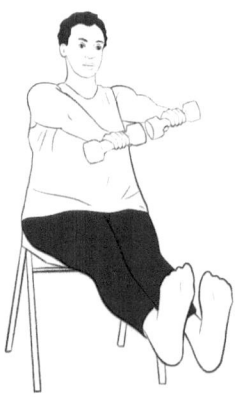

## POSES AVANCÉES

Ces poses demandent un peu plus d'effort, de force et de mobilité. Si vous pratiquez depuis un certain temps, vous pouvez certainement les essayer. Vous pouvez également combiner ou mélanger certaines des poses pour débutants ou intermédiaires avec celles-ci pour une pratique un peu plus intense.

## CHAT-VACHE ASSIS

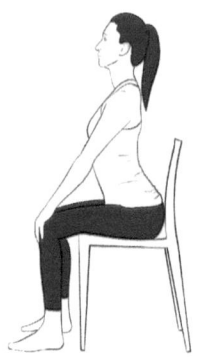

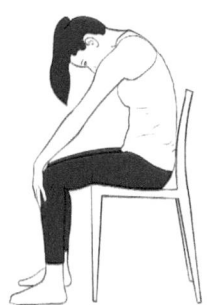

Cette posture permet de soulager les tensions dans le dos et les épaules tout en étirant la colonne vertébrale. Elle contribue également à renforcer les muscles du dos.

1. Commencez par vous asseoir bien droit dans la position de la montagne.

2. Inspirez et commencez lentement à arquer votre colonne vertébrale, en faisant rouler vos épaules vers l'arrière et vers le bas.
3. En expirant, arrondissez votre colonne vertébrale, rentrez votre ventre et ramenez votre menton sur votre poitrine.
4. Répétez ces mouvements pendant cinq respirations.

MAINTIEN DU BRAS INVERSÉ

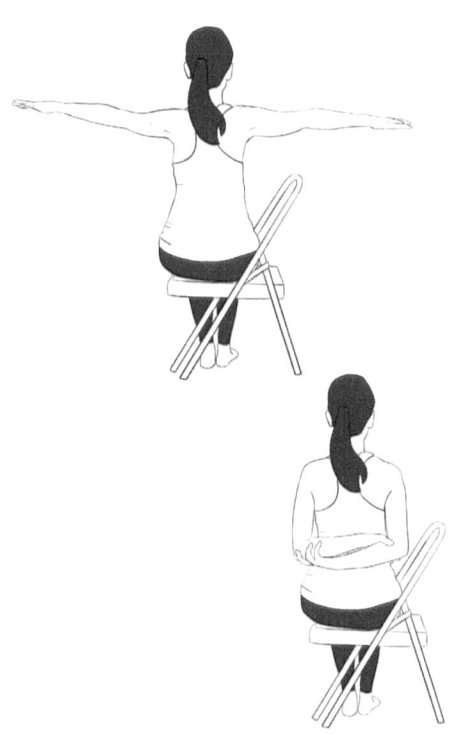

En plus de vous aider à vous détendre, cette posture permet d'ouvrir les épaules tendues et d'étirer la poitrine, augmentant ainsi la mobilité et la flexibilité des articulations de l'épaule.

1. Commencez par vous asseoir bien droit, les genoux écartés de la largeur des hanches.
2. En inspirant, levez les deux bras vers le haut et vers les côtés, les paumes tournées vers le bas.
3. Expirez et balancez doucement les deux bras derrière vous, en serrant les coudes avec les bras opposés. Prenez trois respirations lentes, puis relâchez.
4. Répétez les mouvements en serrant dans l'autre sens.

## FENTE BASSE ASSISE

Cette posture peut être réparatrice et convient parfaitement aux personnes qui souffrent de douleurs ou de tensions au niveau des hanches. Elle renforce le plancher du bassin et aide à stabiliser les hanches.

1. Commencez par la posture de la montagne.
2. Placez vos mains sous votre cuisse droite et, en inspirant, levez lentement votre genou droit vers votre poitrine. Maintenez la position pendant une inspiration et relâchez. Si vous trouvez cette posture

difficile, asseyez-vous tout au fond de votre chaise et ne levez le genou que jusqu'à ce que vous vous sentiez à l'aise.

3. Répétez le mouvement avec la jambe gauche. Essayez de le faire au moins huit fois pour chaque jambe.

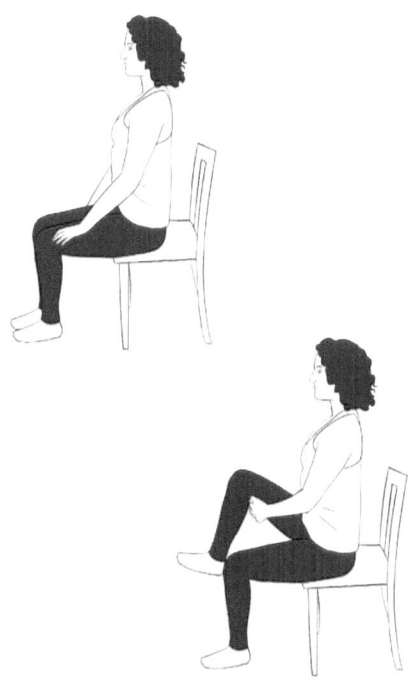

## GUERRIER ASSIS I

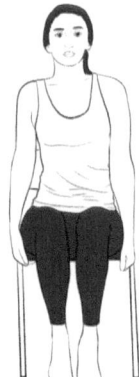
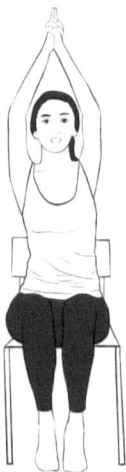

Cette posture améliore la circulation dans le corps et étire les muscles des bras.

1. Commencez par la posture de la montagne.
2. En inspirant, levez lentement les bras au-dessus de la tête. Entrelacez vos doigts en laissant les index libres

et dirigés vers le haut. Prenez le temps de remarquer la position de vos épaules. Essayez de les détendre et de les éloigner de vos oreilles.
3. Prenez cinq respirations lentes, puis relâchez vos mains.
4. Répétez ce mouvement cinq fois.

ANGLE LATÉRAL ASSIS

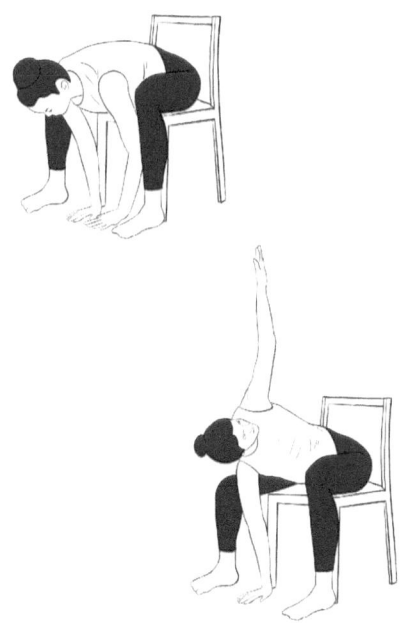

L'angle latéral assis sollicite votre tronc tout en étirant et en renforçant votre poitrine, vos épaules et vos poumons.

1. Reprenez la position <u>assise de pliage avant</u>, mais tendez les bras vers le sol.
2. Placez le bout de vos doigts gauches sur le sol ou sur un bloc.
3. En inspirant, ouvrez votre poitrine et tournez vers la droite en levant votre bras droit vers le plafond. Vous pouvez regarder votre bras droit vers le haut si vous vous sentez à l'aise. Maintenez cette position pendant trois respirations, puis revenez au pliage avant assis.
4. Répétez l'exercice en posant le bout de vos doigts droits sur le sol et en tendant le bras gauche.
5. Essayez de faire ce mouvement au moins cinq fois de chaque côté.

## POSE DU PIGEON ASSIS

Si vous souffrez de problèmes digestifs, cette posture peut vous aider à soulager une partie de l'inconfort. Elle permet également d'étirer et de renforcer les fessiers et l'aine.

1. Asseyez-vous bien droit, les pieds fermement posés sur le sol, les genoux écartés de la largeur des hanches et les orteils dirigés vers l'avant.

2. Remontez votre cheville droite et placez-la sur votre genou gauche. Essayez de ne pas laisser votre jambe gauche s'affaisser vers l'intérieur.
3. Maintenez cette position pendant cinq respirations, puis répétez avec l'autre jambe.
4. Faites-le au moins trois fois pour chaque jambe.

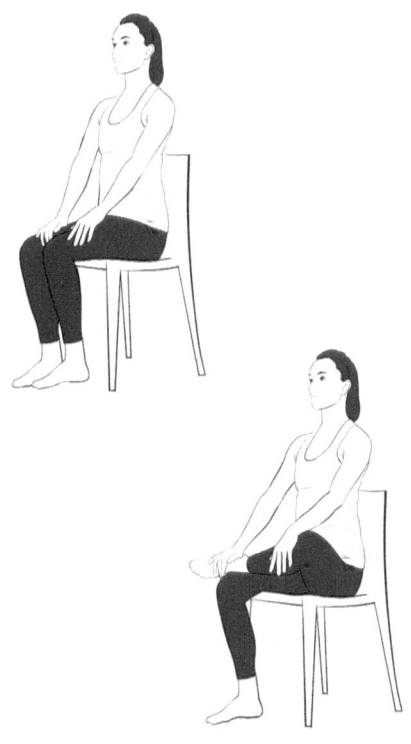

## ÉTOILE À CINQ BRANCHES

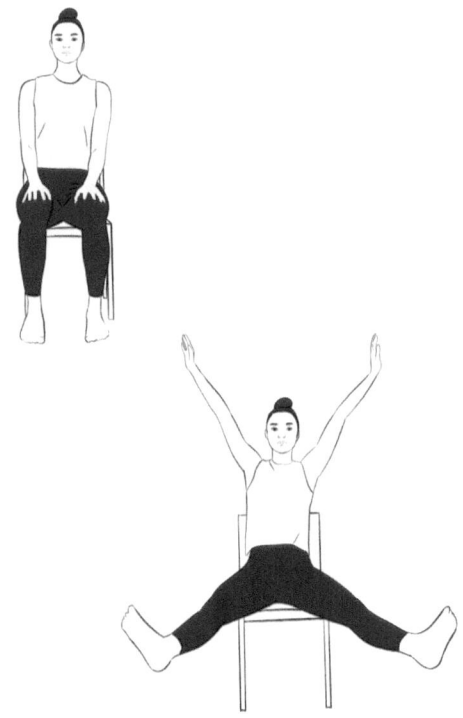

Cette pose est fantastique pour votre posture. Elle aligne, renforce et allonge la colonne vertébrale. Sans oublier qu'il s'agit d'un excellent étirement pour l'ensemble du corps.

1. Commencez par la posture de la montagne.

2. En inspirant, tendez vos bras et vos jambes en même temps pour créer une forme d'étoile. Si l'extension simultanée des bras et des jambes est difficile, faites d'abord les bras, puis les jambes. Rappelez-vous que vous ne devez pas aller plus loin que ce qui vous convient.
3. Expirez et revenez à la position de la montagne.
4. Effectuez cette pose trois fois.

## POSE DU CADAVRE DE LA CHAISE

C'est la meilleure façon de terminer votre pratique, de vous recentrer sur vous-même et de remarquer votre respiration.

1. En position assise, penchez-vous en arrière sur votre chaise, étendez vos jambes devant vous et laissez vos bras reposer le long de votre corps.
2. Fermez les yeux et observez simplement votre respiration et vos sensations. Vous pouvez pratiquer votre méditation à ce stade si vous le souhaitez.

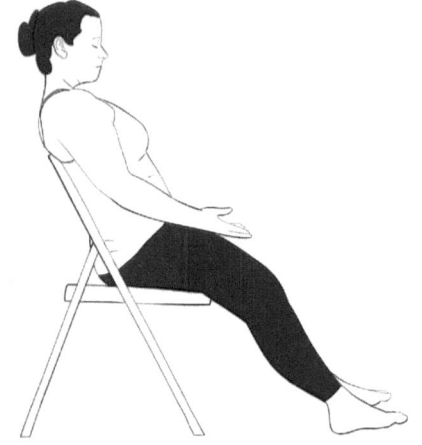

# CONCLUSION

Le yoga ne consiste pas seulement à prendre soin du corps physique. Il cherche à créer l'harmonie et l'équilibre entre le mental, le corps et l'esprit. Vous pouvez pratiquer le yoga n'importe où, n'importe quand, en prenant simplement quelques instants pour vous connecter à votre respiration et observer ce que vous ressentez.

Le yoga peut vous aider à vous détendre ou à vous calmer dans des situations stressantes et il peut vous rendre plus fort et plus indépendant dans vos activités quotidiennes. Le yoga n'est pas seulement à pratiquer sur votre chaise, mais dans votre vie.

Les outils et les postures présentés dans ce livre ne sont que des tremplins pour vous permettre de mener une vie plus saine, plus heureuse, plus calme et plus indépendante. Alors que vous commencez ou continuez votre voyage de yoga, essayez de rester cohérent et persévérant. La patience et la constance font partie de votre pratique du yoga, alors intégrez-les dans votre vie quotidienne. Et surtout, profitez-en.

# RÉFÉRENCES

Carraco, M. (2007, 28 août). *Guide de la méditation pour les débutants*. Yoga Journal. https://www.yogajournal.com/meditation/how-to-meditate/let-s-meditate/

Cherry, K. (2020, 1er septembre). *Qu'est-ce que la méditation ?* Verywell Mind. https://www.verywellmind.com/what-is-meditation-2795927

Cohut, M. (2017, 27 août). *Comment le yoga, la méditation bénéficient à l'esprit et au corps*. Www.medicalnewstoday.com. https://www.medicalnewstoday.com/articles/319116

Cronkleton, E. (2021, 14 avril). *Yoga for osteoporosis : 5 poses bénéfiques et comment les faire*. Healthline. https://www.healthline.com/health/osteoporosis/yoga-for-osteoporosis#1

Ekhart, E. (2014, 25 juin). *L'importance de la respiration dans le yoga.* Ekhart Yoga. https://www.ekhartyoga.com/articles/practice/the-importance-of-breath-in-yoga

Hastings, C. (2017, 2 août). *La science montre que le yoga peut protéger votre cerveau dans la vieillesse.* Forum économique mondial. https://www.weforum.org/agenda/2017/08/science-shows-yoga-may-protect-your-brain-in-old-age

Hullet, A. (2020, 27 août). *Prenez place : 11 poses de yoga sur chaise à essayer.* Greatist. https://greatist.com/move/chair-yoga?c=643257173729#11-chair-yoga-poses-to-try

Lehmkuhl, L. (2020). *Chair yoga for seniors : Étirements et poses que vous pouvez faire assis chez vous.* Skyhorse Publishing.

McGee, K. (2017, 30 mars). *La méditation du yoga sur chaise : L'immobilité comme complément au mouvement.* Kristin McGee. https://kristinmcgee.com/chair-yoga-meditation

Nichols, H. (2021, 14 avril). *Yoga : méthodes, types, philosophie et risques.* Www.medicalnewstoday.com. https://www.medicalnewstoday.com/articles/286745

Stelter, G. (2015, 7 décembre). *Le yoga sur chaise pour les personnes âgées : Seated poses.* Healthline. https://www.healthline.com/health/fitness-exercise/chair-yoga-for-seniors

Yoga Anytime. (2019, 23 août). *Yoga breathing 101 : conseils et pratiques pour les débutants.* Yoga Anytime. https://www.yogaanytime.com/blog/meditation/yoga-breathing-101-beginner-tips-and-practices

**Souhaitez-vous pouvoir réduire de plusieurs années la façon dont vous vous sentez en adoptant une approche simple de l'exercice à domicile ?**

**Vous cherchez de nouvelles façons d'être actif, de vous mettre en forme et de vous amuser en même temps ?**

Pour profiter au mieux de ses vieux jours, il faut rester actif dans son corps et dans sa tête. En ce qui concerne le corps, le yoga est un moyen doux, sûr et sans impact d'être actif tout en s'amusant. Idéal pour se donner un nouveau souffle et un regain d'énergie.

Le problème est de trouver un moyen de le faire, mais...

...vous **_POUVEZ_** atteindre vos objectifs lorsque vous écoutez la sagesse d'un seul petit guide.

**Le "CHAIR YOGA FOR SENIORS"** s'adresse à tous ceux qui souhaitent retrouver leur jeunesse, améliorer leur équilibre et leur souplesse et évacuer le stress d'une manière vraiment harmonieuse.

**Dans CHAIR YOGA POUR SENIORS vous allez apprendre :**

Comment s'initier au yoga sur chaise pour poser en toute sécurité

• **Comprendre les bénéfices mentaux et physiques de votre nouvelle routine.**

L'art de la respiration équilibrée : comment la pratiquer et pourquoi elle est importante pour votre santé

- **Comment vous pouvez introduire la méditation dans votre vie quotidienne dès aujourd'hui.**
Des poses de base qui vous permettront d'être actif et de commencer dès maintenant

- **Des poses intermédiaires qui s'appuient sur vos bases et élèvent votre bien-être.**
Des poses avancées qui vous permettent d'aspirer à quelque chose pour continuer à progresser

- **Une nouvelle source d'information, de motivation et de soutien.**
- Et toute une série d'autres ressources qui changent la vie !

Combinez tous ces éléments qui changent la vie et vous verrez que lorsqu'il est temps de donner une pause à votre corps, le yoga sur chaise est le choix naturel. Parfait quand vous voulez vous libérer pour être ce que vous voulez être.

Vous aimez ce son et vous voulez l'essayer vous-même ?

RETOURNEZ AU DÉBUT DE CETTE PAGE, MON AMI !

Une fois sur place, vous trouverez un exemplaire du livre prêt à l'emploi, afin que vous puissiez commencer sans tarder.

Maintenant que vous savez ce qu'il faut faire, c'est à vous de le faire à votre manière.

Je sais que vous pouvez le faire !

## MOTS CLÉS

- Yoga sur chaise pour les seniors de plus de 60 ans
- Livre de yoga sur chaise
- Programme de yoga sur chaise pour les personnes âgées
- Yoga sur chaise pour débutants
- Bien-être pour les personnes âgées
- Fitness pour les seniors
- Santé des personnes âgées

www.ingramcontent.com/pod-product-compliance
Lightning Source LLC
Chambersburg PA
CBHW030228100526
44585CB00012BA/431